Divya Jaggi
Vikas Jindal
Ashish Kashyap

Desbridamento periodontal: tratamento padrão de ouro da periodontite

Divya Jaggi
Vikas Jindal
Ashish Kashyap

Desbridamento periodontal: tratamento padrão de ouro da periodontite

ScienciaScripts

Imprint

Cover image: www.ingimage.com

This book is a translation from the original published under ISBN 978-3-330-65367-2.

Publisher:
Sciencia Scripts
is a trademark of
Dodo Books Indian Ocean Ltd. and OmniScriptum S.R.L publishing group

120 High Road, East Finchley, London, N2 9ED, United Kingdom
Str. Armeneasca 28/1, office 1, Chisinau MD-2012, Republic of Moldova, Europe
Managing Directors: Ieva Konstantinova, Victoria Ursu
info@omniscriptum.com

Printed at: see last page
ISBN: 978-620-8-50693-3

Conteúdo

Conteúdo ... 1

INTRODUÇÃO ... 2

HISTÓRIA ... 5

INSTRUMENTOS DE PIERRE FAUCHARD ... 6

IDENTIFICAÇÃO DO INSTRUMENTO ... 8

PUNHO ... 12

TIPOS DE HASTE ... 13

PARTES DO GRUPO DE TRABALHO ... 15

EQUILÍBRIO DO INSTRUMENTO ... 16

FOICE ANTERIOR ... 17

CURETTES ... 17

CURETAS UNIVERSAIS : ... 18

CURETAS PARA ÁREAS ESPECÍFICAS ... 19

SÉRIE GRACEY CURETTE ... 21

CURETA DE GRACIE MODIFICADA COM HASTE ALARGADA ... 22

CINZEL PERIODONTAL ... 26

RASPAGEM SUBGENGIVAL E PLANEAMENTO RADICULAR : ... 27

ESTUDOS LONGITUDINAIS ... 38

INSTRUMENTAÇÃO ÚNICA VERSUS INSTRUMENTAÇÃO REPETIDA : ... 41

ALTERAÇÕES DOS TECIDOS MOLES IMEDIATAMENTE APÓS A TERAPIA ... 42

FIXAÇÃO HISTOLÓGICA APÓS DESTARTARIZAÇÃO E ALISAMENTO RADICULAR .. 43

TEMPO PARA A CICATRIZAÇÃO E MATURAÇÃO DO PERIODONTO ... 45

AVALIAÇÃO DO EFEITO DA TERAPIA INICIAL RELACIONADA COM A CAUSA ... 46

REFRÊNCIAS ... 47

INTRODUÇÃO

A doença periodontal manifesta-se por uma inflamação induzida pela placa microbiana. O tratamento global de pacientes com cárie e doença periodontal, incluindo condições patológicas associadas (*por exemplo,* lesões pulpares e periapicais, migração dentária, perda dentária) pode ser dividido em três fases diferentes, mas que frequentemente se sobrepõem:

- A fase da terapia inicial, relacionada com a causa, tem como objetivo controlar a cárie e a gengivite e impedir a progressão da destruição dos tecidos periodontais.
- A fase de terapia adicional tem como objetivo restaurar a função e a estética.
- A fase de terapia de suporte tem como objetivo a prevenção da recorrência de cáries e da doença periodontal.

As medidas utilizadas na terapia periodontal inicial e relacionada com a causa têm como objetivo a eliminação e a prevenção da recorrência de depósitos bacterianos localizados supra e subgengivalmente nas superfícies dentárias. Isto é conseguido através de -

- Motivar o paciente para compreender e combater a doença dentária (informação ao doente).
- Dar ao paciente instruções sobre como limpar corretamente os seus dentes (métodos de controlo da placa auto-executados).
- Escalonamento e planeamento radicular.
- Remoção de factores de retenção adicionais para a placa bacteriana, tais como margens salientes de restaurações, coroas mal ajustadas, *etc.*

A destartarização é um procedimento que tem como objetivo a remoção da placa bacteriana e do cálculo da superfície do dente (LINDHE). Também é definida como o processo pelo qual a placa bacteriana e o cálculo são removidos da superfície supragengival e subgengival do dente (CARANZA).

A destartarização é o processo através do qual a placa bacteriana e o cálculo são removidos de todas as superfícies dentárias coronais ao epitílio juncional. O aplainamento radicular é um processo pelo qual a placa bacteriana, o cálculo e porções de cemento na dentina são removidos para produzir superfícies radiculares lisas, duras e limpas ***(Periodontal Instrumentation A. Pattison & G. Pattison, 1991).***

O aplainamento radicular é definido como o processo pelo qual o cálculo residual incorporado e as porções de cemento são removidos das raízes para produzir uma superfície lisa, dura e limpa (CARANZA). O aplainamento radicular denota uma técnica de instrumentação através da qual o cemento "amolecido" é removido e a superfície radicular é tornada "dura" e "lisa". A destartarização subgengival e o aplainamento radicular podem ser efectuados como procedimentos fechados ou abertos e frequentemente sob anestesia local. O procedimento fechado implica a instrumentação subgengival sem deslocação intencional da gengiva. A superfície da raiz não é, portanto, acessível para inspeção visual direta. O procedimento aberto exige a exposição da superfície radicular afetada através de medidas que deslocam o tecido gengival. A gengiva é assim incisada e reflectida ou ressecada para facilitar o acesso e a visibilidade no campo de operação.

A razão para a seleção de instrumentos para a destartarização e o alisamento radicular baseia-se nos objectivos da terapia, que consistem em produzir superfícies radiculares biologicamente aceitáveis através da remoção da placa bacteriana, do cálculo e do cemento e dentina contaminados, o que resulta na reversão do tecido periodontal inflamado para um estado saudável. O fator-chave para a seleção do instrumento é a EFICÁCIA.

A remoção mecânica da placa bacteriana e do cálculo constitui a base para a redução da inflamação à volta dos dentes. São necessárias boas capacidades tácteis e de exploração para uma avaliação inicial precisa da extensão e natureza dos depósitos.

O objetivo final destes procedimentos é eliminar a causa instigadora da resposta inflamatória e da resposta imunitária do hospedeiro. Esta remoção é reflectida por tecidos saudáveis e, assim, a quantidade de inflamação presente é utilizada para determinar a eficácia da instrumentação periodontal e dos cuidados domiciliários do doente. A partir de agora, é essencial aperfeiçoar as capacidades de tratamento dos problemas periodontais com instrumentos não cirúrgicos. Embora a precisão seja importante durante os procedimentos cirúrgicos que incluem o corte ou a incisão intencionais do tecido gengival para controlar, melhorar ou eliminar a doença periodontal. Por conseguinte, são utilizados numerosos instrumentos cirúrgicos para proporcionar uma terapia cirúrgica atraumática. Os procedimentos microcirúrgicos têm maior capacidade de efetuar incisões limpas que minimizam o trauma e melhoram a cicatrização primária. Com um vasto leque de escolhas, a seleção, utilização e adaptação adequadas do design é um fator-chave para a eficiência clínica e a aceitação do doente.

HISTÓRIA

- Na Idade Média, o dentista europeu Albucasis descreveu a técnica de destartarizar os dentes, utilizando um conjunto de instrumentos que ele desenvolveu.
- No século XVIII, o Dr. Pierre Fauchard, pai da medicina dentária, explicou os seus instrumentos periodontais, que incluem o cinzel, o bico de papagaio, o cinzel, a lâmina convexa, o gancho em forma de Z e a técnica de destartarização para os utilizar.
- Em 1844, Paul Goddard, da Pennysylvania, desenvolveu um conjunto de 11 instrumentos para o SRP.

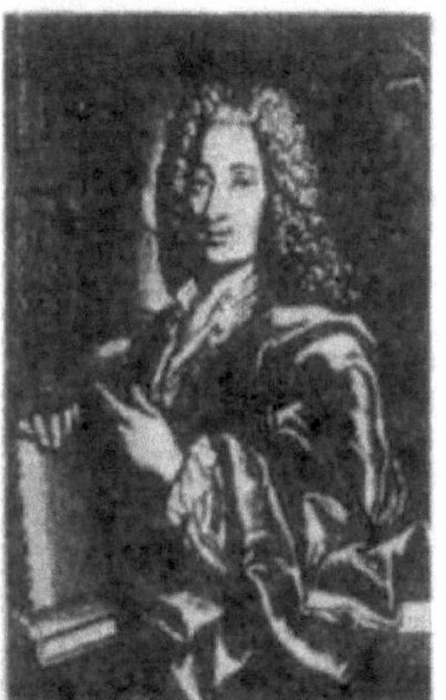

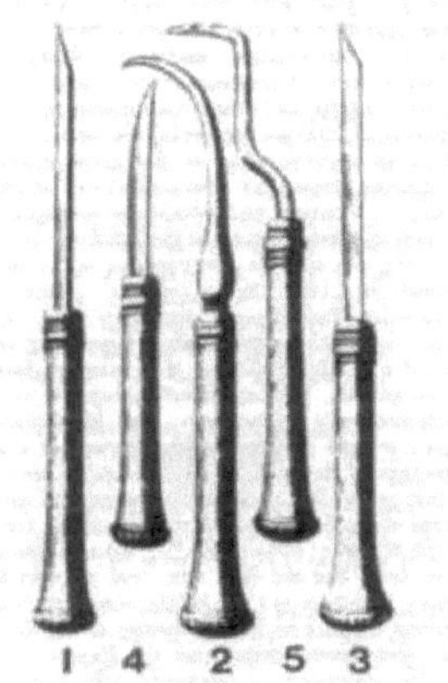

INSTRUMENTOS DE PIERRE FAUCHARD

- Em 1850, Jonathan Taft, do Ohio, escreve que "a remoção do cálculo é uma operação que não envolve grande habilidade, mas, com instrumentos adequados, é facilmente efectuada.
- A.W Harlann, em 1887, descreve um instrumento que pode ser utilizado para puxar ou empurrar.
- O conjunto original de seis instrumentos de John W. Riggs foi o primeiro a ser concebido para diferentes superfícies dentárias. Estes instrumentos eram essencialmente foices, mas eram grandes e desajeitados.
- Os instrumentos de raspagem concebidos pelo Dr. William J. Younger em 1897 incluíam instrumentos do tipo cureta com lâminas mais delicadas e hastes mais finas, mas a ferramenta não tinha contra-ângulo.
- Estes foram modificados pelo Dr. Robert Good e foram amplamente utilizados como Younger - Good até à II Guerra Mundial, com melhorias no acesso, mas a sua fraqueza ainda continua.
- Os escaladores de enxada foram desenvolvidos por Henry Tompkins. Na mesma altura, David D. Smith desenvolveu limas.

Carr deu uma grande melhoria no instrumento com contra exato ângulo e rotação da lâmina.

- A sonda periodontal e a sua utilização foram descritas pela primeira vez por F.V. Simonton em 1925 e designadas por periodontómetro.
- Em 1930, Clayton H. Gracey, do Michigan, concebeu curetas específicas para uma área com uma "lâmina deslocada" que é curvada em dois planos.

CARACTERÍSTICAS GERAIS *(Lucinda B. McKechnie, 1959)*

- A mecânica essencial para a conceção de um instrumento de qualidade é um instrumento que minimize os danos nos tecidos duros e moles.
- O desenho deve ajudar a evitar a goivagem e a ranhura das superfícies radiculares, bem como o epitílio sulcular.
- Deve proporcionar ao operador a maior oportunidade de maximizar a destreza e minimizar a fadiga.
- A composição do instrumento deve promover a longevidade e a manutenção de arestas de corte afiadas após a esterilização.

MATERIAIS NORMALMENTE UTILIZADOS

- ***Aço carbono***
- ***Aço inoxidável***
- ***Titânio***

Silício

IDENTIFICAÇÃO DO INSTRUMENTO

- Nome da conceção - Identifica a escola ou indivíduo originalmente responsável pela conceção ou desenvolvimento de um instrumento ou grupo de instrumentos.
- Número de desenho - A designação de um número permite a identificação exacta da extremidade de trabalho.
- O nome e o número do desenho estão gravados na pega do instrumento.

Instrumentos e instrumentação

INSTRUMENTOS PERIODONTAIS

INSTRUMENTOS DE AVALIAÇÃO

- **Sonda periodontal**
- **Explorador**

INSTRUMENTOS DE REMOÇÃO DE CÁLCULOS

- **Escalador**
- **Curetas**
- **Ficheiro**

INSTRUMENTOS NÃO CIRÚRGICOS

- **Sonda periodontal**
- **Exploradores**

INSTRUMENTOS DE DESTARTARIZAÇÃO E ALISAMENTO RADICULAR

- **Escaladores de foice**
- **Curetas**
- **Limas periodontais**
- **Enxadas**
- **Cinzéis**
- **Ultrassónico e sónico**
- **Endoscópio periodontal**
- **Instrumentos de limpeza e polimento**

Os instrumentos utilizados na destartarização e no alisamento radicular são classificados como:

1. Instrumentos de mão
2. Instrumentos ultra-sónicos e sónicos
3. Instrumentos rotativos
4. Instrumentos recíprocos
5. Instrumentos laser

Instrumentos de mão
Partes do instrumento
- Pega - Agarrar

- É uma parte do instrumento para a sua detenção.

- O cabo oco conduz as vibrações com maior precisão e amplificação do que os cabos sólidos, garantindo uma melhor sensibilidade tátil.

- A conceção do punho é um componente importante para a prevenção de lesões muco-esqueléticas durante a instrumentação.

- Haste - Acesso

- Peso

- As pegas leves exercem menos pressão sobre os músculos da mão e dos dedos.

- Diâmetro

- Os diâmetros pequenos (3/17 polegadas) são difíceis de segurar e tendem a provocar cãibras musculares.

- Os diâmetros maiores (3/8 polegadas) são mais fáceis de segurar e diminuem a tensão muscular.

- Textura (serrilhada)

- A ausência de texturas diminui o controlo do instrumento e aumenta a fadiga muscular

As texturas irregulares maximizam o controlo do instrumento
& reduzir a fadiga muscular

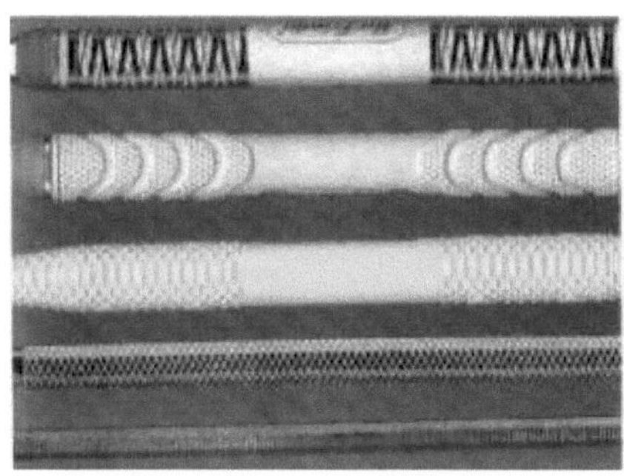

Os desenhos dos cabos dos instrumentos periodontais tiveram *efeitos* significativos *na carga muscular da mão e na força de pinça durante uma* tarefa de destartarização *manual*. O instrumento com um diâmetro grande (10 milímetros) e um peso leve (15 gramas) exigiu a menor quantidade de carga muscular e força de pinça. (Hui Dong et al. The effects of periodontal instrument handle design on hand muscle load and pinch force. *J Am Dent Assoc 2006;137;1123-1130*).

PUNHO

- Une a extremidade de trabalho do instrumento à pega.
- O comprimento e o ângulo da haste são importantes para a seleção de um instrumento.
- O comprimento é determinado por :-

o Coroa clínica

o Profundidade do bolso

o Área da boca a ser descamada

- O ângulo é determinado por -

o Área a ser acedida.

o Dentes específicos.

- Fonte : fundamental of periodontal instrumentation 6th edition Jill S. Neild

PARTES DA HASTE

- Haste funcional

o Permite que a extremidade de trabalho seja adaptada à superfície do dente

o Começa por baixo da extremidade de trabalho e estende-se até à última dobra da haste mais próxima da pega.

o A haste funcional curta é utilizada para a coroa dos dentes

o A haste longa e funcional é utilizada para a coroa e a raiz dos dentes.

- Haste inferior

o É o mais próximo da extremidade de trabalho.

o É conhecido como haste terminal.

o A capacidade de identificar a haste inferior é importante porque a haste inferior fornece uma pista visual para o médico selecionar a extremidade de trabalho correta do instrumento.

o A haste inferior deve estar paralela à superfície a ser instrumentada.

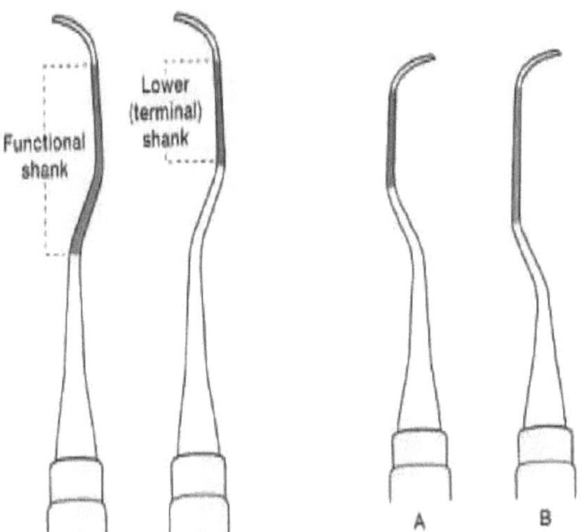

A - Haste standard
B- Haste inferior alargada
TIPOS DE HASTE
- Haste rígida
- O seu diâmetro é maior.

• Assim, pode suportar a pressão necessária para remover depósitos de cálculos pesados.

- Haste flexível

• Mais fino em diâmetro

• Aumenta a quantidade de informação tátil transmitida ao dedo do médico enquanto trabalha subgengivalmente.

- HASTE SIMPLES

- Uma haste que está dobrada num plano.
- Trata-se de uma haste reta.
- Utilizado principalmente para dentes anteriores.

- HASTE COMPOSTA

- Uma haste dobrada é de 2 planos.
- Trata-se de uma haste angular ou curva.
- A coroa dos dentes posteriores é arredondada, sendo necessário um instrumento com uma haste complexa para contornar a coroa e alcançar a superfície da raiz.

- APLICAÇÃO DE HASTES SIMPLES E COMPLEXAS
- Haste simples no dente anterior, uma vez que têm forma de cunha
- O design simples é adequado para alcançar a superfície da coroa e da raiz.

- Haste complexa no dente posterior

As curvas da haste da frente para trás permitem ao médico alcançar as superfícies lingual e facial da raiz.

- As curvas de lado a lado permitem ao médico alcançar as superfícies proximais do dente.

- Fim de trabalho - Desempenha uma função específica

- É essa parte do instrumento que faz efetivamente o trabalho.
- ex.: - cabeça do espelho bucal, lâmina da cureta, ponta do explorador

PARTES DO GRUPO DE TRABALHO

- Rosto e costas
- Superfícies laterais - superfícies que se encontram em ambos os lados da face.
- A aresta de corte é uma aresta afiada formada pelo encontro das superfícies frontal e lateral.
- Os bordos de corte da lâmina estão centrados sobre o eixo longo do cabo, de modo a conferir ao instrumento um equilíbrio adequado
- As arestas de corte encontram-se para formar uma superfície arredondada no Currett chamada TOE e um ponto no escalpador de foice chamado TIP

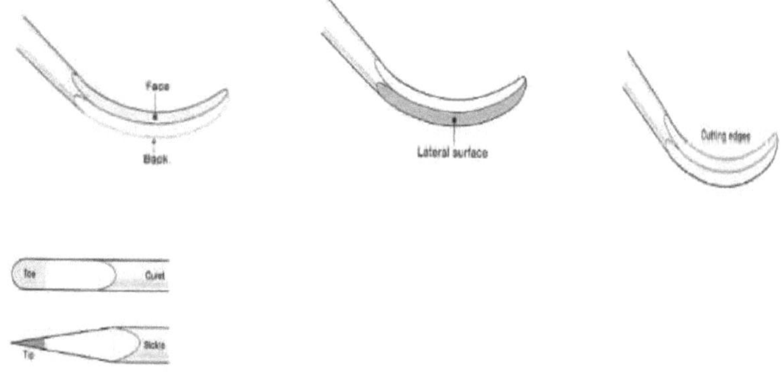

EQUILÍBRIO DO INSTRUMENTO

- Um instrumento periodontal que tem a extremidade de trabalho alinhada com o eixo longo do cabo é um instrumento equilibrado.
- Durante a instrumentação, o equilíbrio assegura que a pressão dos dedos aplicada contra o punho é transferida para a extremidade de trabalho.
- Um instrumento que não esteja equilibrado é mais difícil de utilizar e sobrecarrega os músculos da mão e do braço.

Método de determinação do equilíbrio dos instrumentos

- Uma linha é desenhada num papel.
- Alinhar a linha média da pega com a linha no papel.
- O instrumento está equilibrado quando as extremidades de trabalho estão centradas na linha que passa pelo eixo longo da pega.

Foices: A foice é fabricada com uma lâmina curva ou reta, com uma secção transversal triangular e dois gumes. A superfície "facial" entre os dois gumes é plana na direção lateral, mas pode ser curva na direção do seu eixo longo. A superfície "facial" converge com as duas superfícies laterais da lâmina. As foices são utilizadas principalmente para o desbridamento supragengival ou para a destartarização em bolsas pouco profundas.

- Tem caraterísticas de design únicas ;-

1. Um dorso pontiagudo
2. Uma ponta pontiaguda
3. Secção transversal triangular
4. 2 arestas de corte por extremidade de trabalho

5. A face perpendicular à haste inferior

FOICE ANTERIOR

- Estão limitados à utilização num sextante de tratamento anterior.
- *eg*: TAYLOR, SPRINGFIELD 1, SPRINGFIELD 2, OD-1, MORSE-2, USC - 128, WHITESIDE - 2, YG - 15, JACQUETTE 30 / 33, GOLDMAN - H6 / H7, TOWNER - U 15

Escalonador de foice posterior

- JACQUETTE 31/32, JACQUETTE 34/35, JACQUETTE 37/38, JACQUETTE 14/15, TAYLOR - 2, CATTONI 107/108

Escalador Cumine

- A extremidade da colher é utilizada para tirar nódoas.
- A extremidade em foice é utilizada para a raspagem supragengival.

Escalador Lingual
Para alisar a superfície lingual estreita dos dentes anteriores mandibulares.

CURETTES

As curetas são instrumentos utilizados tanto para a destartarização como para o alisamento radicular. A parte ativa da cureta é a lâmina em forma de colher que tem dois bordos de corte curvos. Os dois gumes estão unidos pela ponta arredondada. As curetas são normalmente fabricadas com lâminas de duas extremidades, torneadas em espelho. O comprimento e a angulação da haste, bem como as dimensões da lâmina, diferem consoante as diferentes marcas do instrumento.

CURETAS UNIVERSAIS :

- A cureta universal é um instrumento periodontal utilizado para remover depósitos de cálculo pequenos e médios da coroa e das raízes dos dentes.
- É utilizada universalmente em toda a boca, *ou seja,* anteriormente e posteriormente, doravante designada por cureta universal.
- Também pode ser utilizado tanto a nível supragengival como subgengival.
- Caraterísticas de conceção únicas -

1) Um dorso arredondado.
2) Um dedo do pé arredondado.
3) Secção transversal semicircular.
4) Duas arestas de corte por extremidade de trabalho.
5) A face está num ângulo de 90 graus em relação à haste inferior e, como resultado, as duas arestas de corte estão niveladas uma com a outra.

ex: BANHART 1/2, BANHART 5/6, IU 13/14, IU 17/8, YG 7/8, COLUMBIA 2R/2L, COLUMBIA 4R/4L, COLUMBIA 13/14, BUNTING 1/2, BUNTING 5/6

CURETAS PARA ÁREAS ESPECÍFICAS

- As curetas específicas da área são um instrumento periodontal utilizado para remover depósitos ligeiros de cálculo da coroa e das raízes dos dentes.
- O termo "área - específica" significa que cada instrumento foi concebido para ser utilizado apenas em determinados dentes e superfícies dentárias.
- Estas têm apenas uma aresta de corte por extremidade de trabalho que é utilizada para o desbridamento periodontal.
- Trata-se de uma cureta auto-angular em que a face está inclinada em relação à haste inferior.
- A face inclinada faz com que uma aresta de corte - a aresta de corte de trabalho - fique mais baixa do que a outra aresta de corte em cada extremidade de trabalho.
- Este desenho posiciona o bordo de corte de trabalho numa angulação correta em relação à superfície da raiz, enquanto o bordo de corte oposto se afasta da parede de tecido mole da bolsa.
- Tem uma parte traseira arredondada
- Um dedo do pé arredondado
- Uma secção transversal semicircular.

Para avaliar o fim de trabalho

- Segurar o instrumento de modo a olhar diretamente para a TOE da extremidade de trabalho.
- Levantar a pega do instrumento até que a haste inferior fique perpendicular ao chão.
- Olhando atentamente para a extremidade de trabalho, observamos que uma das arestas de corte está mais próxima do chão e é referida como aresta de trabalho.

SÉRIE GRACEY CURETTE

- No final da década de 1940, um dentista inovador da Universidade de Michigan teve uma visão. O DR. CLAYTON GRACEY queria dar a todos os dentistas a possibilidade de tratar até as bolsas periodontais mais profundas e menos acessíveis de forma simples e sem estiramento traumático da gengiva.

- O Dr. Gracey levou esta ideia a Hugo Friedman, o fundador da Hu-Freidy, que apoiou o conceito. Juntos, desenvolveram uma série de 14 instrumentos de ponta única específicos para uma remoção bem sucedida de depósitos da superfície radicular.

- Era específico da área para permitir a destartarização profunda, o alisamento radicular e o desbridamento periodontal.

- " A lâmina "Offset" proporciona uma angulação de trabalho perfeita para a superfície do dente.

- A angulação única significa que apenas é utilizado o gume de corte inferior de cada lâmina

GRACIOSO 1/2, GRACIOSO 3/4, GRACIOSO 5/6, GRACIOSO 7/8, GRACIOSO 9/10, GRACIOSO 11/12, GRACIOSO 13/14

- Gracey 13/14 pode ser limitado pela capacidade do paciente de abrir amplamente. O estabelecimento de um apoio para os dedos perto do dente a ser instrumentado é importante para adaptar o mesmo. O desenho da haste modificada da cureta Gracey 15/16 facilita a adaptação para as superfícies mesiais do primeiro molar superior, permitindo o estabelecimento de um apoio para os dedos mais afastado do dente molar.

- Gracey 17/18 é uma modificação da Gracey 13/14 que tem uma haste inferior mais longa e mais angulada que minimiza a interferência dos dentes na arcada oposta.

CURETA DE GRACIE MODIFICADA COM HASTE ALARGADA

por exemplo. APÓS CINCO CURETAS

- Haste terminal alongada em 3 mm para acesso a bolsas periodontais profundas e superfícies radiculares de 5 mm ou mais e melhor folga à volta da coroa.
- Lâmina diluída em 10% para facilitar a inserção gengival e reduzir a distensão dos tecidos.
- O design específico da área, modelado segundo o padrão gracey, oferece adaptação e controlo exactos.
- Fonte : fundamental of periodontal instrumentation 6th edition Jill S. Neild.

CURETA DE GRACEY MODIFICADA COM MINIATURA FINS DE TRABALHO -

Mini Five Curette

- Haste terminal alongada em 3 mm para acesso a bolsas periodontais profundas e superfícies radiculares de 5 mm ou mais e melhor folga à volta da coroa.
- Lâmina reduzida, com metade do comprimento da After Five ou da Gracey standard, para uma melhor adaptação em bolsas estreitas e furcações.
- A lâmina é 10% mais fina do que a lâmina normal para facilitar a inserção gengival e reduzir a distensão dos tecidos.

Curvas de visão

- 50% de comprimento mais curto, lâminas curvas da cureta normal.
- A marca de identificação (+) no punho, perto da junção da haste, indica a aresta de corte inferior.

- Faixas de identificação no punho. Estas fornecem um meio para estimar visualmente a profundidade da bolsa durante a instrumentação.
- 1 banda em 11/12, 2 bandas em 13/14.
- A haste inferior de uma curvette de visão tem bandas em relevo a 5 e 10 mm que permitem uma estimativa visual do bolso.
- A extremidade de trabalho mais curta facilita a adaptação às superfícies estreitas das raízes anteriores e às áreas de furca dos dentes molares.

Landry C. *et al.* (1999) demonstraram que as curetas gracey têm melhor desempenho do que as curetas Gracey padrão em bolsas profundas. Outro estudo demonstrou que as curetas gracey curvette tiveram um melhor desempenho do que as pontas ultra-sónicas slim em bolsas anteriores mandibulares profundas, furca e entrada de furca (Otero FJ & Long BA, 1997).

Curetas Langer - As curetas Langer são concebidas com a haste da cureta gracey combinada com o desenho universal da lâmina. A Langer ½ é difícil de adaptar na zona posterior quando o doente não consegue abrir bem a boca. Assim, utiliza-se a 17/18 com haste modificada.

Curetas de Gracey modificadas Turgeon - Têm uma extremidade de trabalho mais estreita, pelo que a sua inserção é mais fácil

Curetas de desbridamento O'hehir - A extremidade de trabalho de uma cureta O'Hehir é um pequeno disco circular. Toda a circunferência da extremidade de trabalho é uma aresta de corte que permite um golpe de empurrar ou puxar em todas as direcções - vertical, horizontal ou oblíqua. As hastes são alargadas para facilitar o acesso a bolsas profundas. Estas curetas únicas são utilizadas após a destartarização ultra-sónica para a remoção suave de depósitos residuais e para alisar a superfície da raiz. Ideal para furcações, sulcos de desenvolvimento e ângulos de linha.

Quetin Furcation Curette - A extremidade de trabalho tem uma única aresta de corte reta. Os cantos da aresta de corte e a parte de trás da extremidade de trabalho são arredondados para minimizar a possibilidade de arranhar a superfície do dente. Cada extremidade de trabalho está disponível em tamanhos de 0,9 ou 1,3 mm. É um instrumento especializado utilizado para desbridar áreas de furca e concavidades radiculares.

Enxadas : A enxada tem apenas um gume. A lâmina é rodada num ângulo de 100° em relação à haste, com o bordo de corte biselado num ângulo de 45°. A lâmina pode ser posicionada em quatro inclinações diferentes em relação à haste: facial, lingual, distal e mesial. O sacho é utilizado principalmente para a destartarização supragengival, mas é um excelente instrumento para utilizar no aplainamento radicular durante a cirurgia periodontal. Utilizado para desalojar depósitos de cálculo submarginal pesados. Utilizar um golpe de tração. Ex: ORBAN 6/7 M/D, ORBA N 8/9 B/L, U15/13K, TOWNER XS - 15.

Limas periodontais : Uma lima periodontal é um instrumento periodontal que é utilizado para preparar depósitos de cálculo antes da remoção com outro instrumento. As suas várias caraterísticas de design únicas -

1) A extremidade de trabalho tem uma série de arestas de corte alinhadas numa base.

2) A aresta de corte faz um ângulo de 90 a 105 graus com a base.

3) A base pode ser redonda, retangular ou oblonga.

4) A parte de trás é redonda para permitir a utilização subgengival.

5) A haste é rígida e transmite informação tátil limitada aos dedos do médico.

CINZEL PERIODONTAL

- Utilizado para desalojar pontes de cálculo em dentes mandibulares anteriores.
- É utilizado o curso de tração.
- *por exemplo*: cushing 61, cushing 62

Raspagem supragengival :

O desbridamento da dentição de um doente com doença periodontal começa frequentemente com uma destartarização supragengival. O cálculo supragengival e as saliências grosseiras das restaurações são removidos. Esta fase inicial do desbridamento pode ser realizada com a utilização de instrumentos manuais ou ultra-sónicos. Quando a instrumentação manual é preferida para o desbridamento inicial, uma cureta ou uma foice é frequentemente utilizada para simplesmente separar o cálculo da sua fixação ao esmalte e/ou à parte exposta da raiz. Após a instrumentação manual, as coroas clínicas devem ser polidas com taças de borracha e, primeiro, com pedra-pomes e, depois, com pastas de polimento mais finas (tamanho de grão de 2-4tm). Em muitos casos, o trabalho de destartarização supragengival pode ser concluído numa única sessão. Isto permitirá ao paciente, sem mais demoras, implementar o novo e "melhorado" programa de controlo de placa auto-executado.

RASPAGEM SUBGENGIVAL E PLANEAMENTO RADICULAR :

Realizados com instrumentos manuais, estes procedimentos de tratamento têm como objetivo remover não só os depósitos moles e duros da superfície da raiz, mas também pequenas quantidades de sub-estrutura dentária. O cemento e a dentina da raiz são removidos sob a forma de pequenas lascas que transportam os depósitos e que, durante a operação de corte, são enroladas na parte da frente (na direção do corte) da lâmina do instrumento. Este método de instrumentação é designado por "corte ortogonal", que implica a remoção da substância dentária por meio de um gume que penetra, em grau variável, na substância dura da raiz. O resultado da operação de corte depende do material e da geometria do gume, da nitidez do gume e das forças utilizadas durante a instrumentação (Lindhe 1964). Embora a destartarização subgengival e o alisamento radicular sejam frequentemente considerados como dois procedimentos separados com objectivos diferentes (ver definição), no trabalho clínico nem sempre podem ser separados um do outro. A instrumentação subgengival tem como objetivo resolver a inflamação na gengiva e parar a destruição progressiva do aparelho de fixação, removendo o biofilme presente na bolsa gengival. Por conseguinte, juntamente com um programa eficaz de controlo da placa bacteriana supragengival, o desbridamento subgengival é a medida mais importante no tratamento da periodontite. De facto, em muitos pacientes que adoptam hábitos de controlo de placa adequados e auto-realizados, a instrumentação subgengival resulta em saúde gengival. Antes do início da instrumentação subgengival, é necessário avaliar corretamente a presença e a extensão da gengivite e a degradação do aparelho de suporte em todas as partes da dentição. Dependendo da gravidade do caso e da competência do operador, o número de dentes que podem ser incluídos em cada sessão de tratamento de destartarização subgengival e alisamento radicular pode variar. Como regra geral, num paciente com periodontite moderada/severa, cada sessão não deve envolver o tratamento de mais de um quadrante. A instrumentação subgengival deve ser efectuada, de preferência, sob anestesia local. A superfície radicular do local doente é primeiro explorada com uma sonda para identificar (1) a profundidade de sondagem, (2) a anatomia da superfície radicular (irregularidades, sulcos radiculares, furca aberta, *etc.*), e (3) a localização dos depósitos calcificados. Quando todas as superfícies radiculares selecionadas para tratamento numa determinada sessão tiverem sido examinadas, determina-se a ordem pela qual os vários locais devem ser instrumentados. A cureta é inserida na primeira bolsa. O instrumento é segurado com a chamada preensão de caneta modificada e com o apoio dos dedos - apoio do quarto dedo ou do terceiro dedo - com a face da lâmina paralela e em ligeiro contacto com a superfície radicular. É importante que toda a instrumentação da superfície radicular seja efectuada com um apoio adequado para os dedos. Isto implica que um dedo - o terceiro ou o quarto - deve atuar como fulcro para o movimento da lâmina do instrumento. Um apoio adequado para os dedos deve (1) proporcionar um fulcro estável, (2) permitir uma angulação óptima da lâmina e (3) permitir a utilização do movimento do pulso-braço. Além disso, para otimizar a instrumentação e evitar danos indevidos nos tecidos, o apoio para os dedos deve ser fixado o mais próximo possível da superfície radicular específica selecionada para tratamento.

Depois de a base da bolsa periodontal ter sido identificada com a extremidade distal da lâmina, o instrumento é rodado para uma posição de "corte" correta. A pega do instrumento é apertada, a força entre o bordo de corte e a superfície da raiz é aumentada e a lâmina é movida num curso firme (curso de trabalho) na direção coronal. Devido à composição estrutural e química do cemento radicular e da dentina, a operação de corte deve ser sempre iniciada no fundo da bolsa e ser guiada na direção coronal. Neste movimento, a borda é movida para dentro da superfície da raiz e a substância da raiz com cálculo anexado é removida. O curso de trabalho é seguido por um curso de acabamento que produzirá uma superfície radicular lisa.

As pinceladas de trabalho e de acabamento devem ser feitas em diferentes direcções para cobrir todos os aspectos da superfície radicular (transversalmente, para trás e para a frente), mas, como já foi referido, as pinceladas devem começar sempre a partir de uma posição apical e ser guiadas na direção coronal. Depois de efectuadas as passagens de trabalho e de acabamento, a sonda é novamente inserida na cavidade e a superfície da raiz é novamente avaliada. A superfície da raiz é considerada corretamente tratada quando o operador, utilizando uma sonda periodontal, considera a superfície "lisa" e "dura".

A importância da remoção do cemento "doente" durante o alisamento radicular foi questionada por vários autores. Nyman *et al.* (1986, 1988) monitorizaram o resultado da terapia periodontal cirúrgica em locais onde os dentes foram expostos a uma instrumentação radicular extensa para remover todo o cemento e alguma dentina, ou a uma remoção suave da placa bacteriana para deixar a maior parte do cemento radicular.

Os autores verificaram que, em pacientes com um controlo adequado da placa bacteriana, ambos os procedimentos permitiram uma excelente cicatrização dos tecidos moles. Esta observação foi confirmada por Oberholzer *et al.* (1996) que concluíram - a partir de um estudo clínico - que o estabelecimento de uma superfície radicular lisa e dura não era um fator crítico na terapia periodontal. Isto significa que a "sobreinstrumentação" também durante a terapia não cirúrgica pode causar mais danos do que benefícios. Neste contexto, deve também ser entendido que a remoção completa da placa subgengival e do cálculo num procedimento "não cirúrgico" é difícil, se não impossível. Waerhaug (1978) avaliou pela primeira vez a profundidade de bolsa de dentes periodontalmente afectados que foram subsequentemente expostos a uma destartarização e aplainamento radicular abrangentes. Após a conclusão deste tratamento, que foi efectuado por um periodontista qualificado, os dentes foram extraídos e as superfícies radiculares examinadas ao microscópio. Concluiu-se que, em locais com uma profundidade de bolsa > 5 mm, a destartarização subgengival e o alisamento radicular deixaram, na maioria dos casos (cerca de 90%), depósitos de placa e cálculo. Uma conclusão semelhante foi alcançada, por exemplo, por Rabbani *et al.* (1981), Magnusson *et al.* (1984), e Herman *et al.* (1990) que, num estudo clínico, demonstraram que a instrumentação subgengival "fechada" era um procedimento que falhava consistentemente na eliminação de todos os depósitos de cálculo. No seu estudo, os dentes periodontalmente afectados foram primeiro expostos a uma destartarização e alisamento radicular subgengival. Após a conclusão deste tratamento, os retalhos de tecido mole foram elevados para expor as superfícies radiculares. Os autores observaram que pequenos restos de cálculo tinham sido deixados para trás em vários locais. Os estudos citados acima implicam que a placa residual e o cálculo podem permanecer mesmo após uma instrumentação subgengival cuidadosa e repetida. Por conseguinte, é da responsabilidade do clínico monitorizar o resultado do tratamento. Se um local não cicatrizar corretamente, ou seja, se a hemorragia à sondagem persistir, e se o nível de fixação clínica em locais de bolsas profundas não melhorar, deve ser considerada uma terapia adicional, como a cirurgia de acesso ao retalho. A razão para isso é que os resultados de, por exemplo, Eaton *et al.* (1985) e Caffesse *et al.* (1986) mostraram que a raspagem durante a terapia de acesso pode melhorar a eficácia da instrumentação radicular.

Factores importantes para o resultado da instrumentação subgengival

Anatomia da raiz: A superfície de um dente com uma única raiz é muitas vezes mais fácil de alcançar por instrumentação subgengival do que o complexo de furca de dentes multirradiculares. No entanto, existem concavidades e sulcos dentários tanto nos dentes unirradiculares como nos multirradiculares. Essas irregularidades radiculares podem conter pequenos depósitos de placa e cálculo que são difíceis de alcançar. Nestes locais, os instrumentos ultra-sónicos com pontas especialmente concebidas podem facilitar a terapia local (Kocher & Plagmarm 1997). Os problemas técnicos inerentes à instrumentação subgengival aumentam com o aumento da profundidade de sondagem. Os instrumentos especialmente concebidos com uma haste longa podem ser utilizados em bolsas profundas.

Competência do operador :

O resultado da instrumentação subgengival é "sensível ao operador". Assim, a competência técnica do dentista/ higienista dentário influencia o resultado deste procedimento. Brayer *et al.* (1989) demonstraram que os dentistas experientes eram mais eficientes no desbridamento subgengival do que os operadores mais inexperientes. A diferença entre as duas categorias de terapeutas foi mais pronunciada no tratamento de bolsas mais profundas (> 6 mm). Além disso, na terapia cirúrgica, a competência técnica do operador continua a ser importante para o resultado da parte do tratamento que consiste no desbridamento da raiz.

Tempo concedido :

O tempo permitido para a instrumentação também influenciará o resultado do tratamento. Num estudo realizado por Badersten *et al.* (1981), foi demonstrado que eram necessários 6-8 minutos para um tratamento subgengival completo de um único dente quando eram utilizados instrumentos manuais. Quando foram utilizados instrumentos ultra-sónicos, foram necessários 4-6 minutos .

Afiação de instrumentos: Os instrumentos manuais devem ter arestas de corte adequadas para que a instrumentação subgengival seja um procedimento preciso e eficiente. Uma cureta com um bordo de corte rombo tem de ser pressionada contra a superfície da raiz com uma força maior do que a necessária quando se utiliza um instrumento afiado. A raspagem com instrumentos com arestas de corte rombas resulta frequentemente numa remoção incompleta do cálculo, mas no estabelecimento de uma superfície radicular "alisada". O cálculo remanescente numa tal superfície radicular "alisada" é difícil de detetar com uma sonda periodontal. A aresta de corte do instrumento manual deve, por isso, ser controlada repetidamente durante a destartarização. Isto pode ser feito através do aplainamento de um bastão de plástico. A afiação dos instrumentos de mão pode ser efectuada com pedras "rotativas" (cilíndricas ou cónicas) ou "simples" (pedras da Índia ou do Arkansas). As curetas e as foices são afiadas através do desbaste das superfícies laterais e/ou da face da lâmina. É importante que a geometria original do instrumento não seja alterada pelo procedimento de afiação.

Instrumentos ultra-sónicos e sónicos

Durante muitos anos, os aparelhos de destartarização ultra-sónicos (*por exemplo,* Cavitron®, Amdent®, Odontosonl) têm sido utilizados para a remoção de placa bacteriana, cálculo e manchas. A destartarização com instrumentos ultra-sónicos resulta frequentemente no estabelecimento de uma superfície radicular irregular. Foi sugerido, portanto, que a destartarização ultra-sónica deve ser complementada com instrumentação manual para estabelecer uma superfície radicular lisa (Bjorn & Lindhe 1962). Estudos clínicos avaliaram o efeito da destartarização utilizando instrumentos ultra-sónicos ou manuais (Torafson et al. 1979, Badersten et al. 1981). Os autores concluíram que o desbridamento de bolsas de 4-7 mm com instrumentos ultra-sónicos foi tão bem sucedido na cicatrização de sítios periodontais doentes como a raspagem com instrumentos manuais (curetas). Também tem sido questionado se, de facto, uma superfície radicular lisa após o tratamento é importante para uma cicatrização bem sucedida (Rosenberg & Ash 1974). Waerhaug (1956) descobriu que um epitélio juncional se readaptava e um "manguito epitelial" normal também se formava em superfícies radiculares irregulares. Assim, a instrumentação ultra-sónica, quando utilizada corretamente, deve ser considerada como um substituto valioso da destartarização convencional com instrumentos manuais e pode mesmo ser o melhor instrumento para destartarizar áreas de furca (Leon & Vogel 1987). Recentemente, foi introduzido um novo tipo de instrumento para o desbridamento dentário - o scaler sónico (por exemplo, Titans®, Micro-Mega Air Scaler®). Este instrumento é movido a ar e produz vibrações na gama sónica (2300-6300 ciclos por segundo). Num estudo in vitro (Lie & Leknes 1985) e em estudos clínicos (Loos et al. 1987, Baehni et al. 1992), foi demonstrado que o raspador sónico era tão eficaz na remoção de cálculos como o instrumento ultrassónico e, além disso, o raspador sónico causava menos rugosidade na superfície radicular do que o dispositivo ultrassónico. A remoção da placa bacteriana e do cálculo por instrumentos ultra-sónicos e sónicos é conseguida (1) pela vibração da ponta do instrumento e (2) pelo efeito de pulverização e cavitação do fluido refrigerante. As vibrações (amplitude de 0,006-0,1 mm) nos instrumentos ultra-sónicos são produzidas por um núcleo metálico que pode mudar de dimensão num campo eletromagnético com uma frequência de funcionamento entre 25 000 e 42 000 ciclos por segundo. Nos instrumentos sónicos, as vibrações são geradas mecanicamente. Durante a geração das vibrações ultra-sónicas é produzido calor, razão pela qual a ponta durante a instrumentação tem de ser sempre irrigada com um líquido de arrefecimento.

Antes da utilização, o instrumento ultrassónico deve ser ajustado em relação à potência (afinação) e ao arrefecimento, de acordo com o manual. A ponta deve ser aplicada na superfície do dente com uma pressão muito ligeira e ser movida para a frente e para trás sobre a superfície em movimentos de varrimento e de forma a que o seu padrão de vibração seja orientado paralelamente à superfície do dente. Isto evitará danos na raiz. Deve ser sempre utilizada uma sonda periodontal para verificar as caraterísticas da superfície da raiz após a instrumentação. Kocher & Plagmann (1997) introduziram uma nova inserção para o escalpe sónico, revestida de diamante. Os autores afirmaram que este tipo de inserção facilitou a raspagem e o alisamento radicular nas áreas de furca. Instrumentos rotativos Os sulcos radiculares, as áreas de furca e as superfícies radiculares em bolsas profundas, estreitas e infra-ósseas são difíceis de desbridar corretamente com a utilização de instrumentos manuais. Nesses locais, portanto, podem ser utilizados instrumentos rotativos como os diamantes de grão fino (ou scalers sónicos com inserções revestidas de diamante, ver acima). No entanto, deve ter-se o cuidado de evitar a remoção excessiva da substância dentária com estes procedimentos de corte.

Instrumentos alternativos :

O sistema Profin® Diretional oferece uma peça de mão especialmente concebida (uma segunda geração do chamado sistema Eva® que foi introduzido em 1969) com um movimento recíproco de 1,2 mm das pontas de trabalho definidas em modo autodireccional ou fixo. Uma velocidade de motor recomendada de 10 000-15 000 rpm permite obter 20 000-30 000 cursos de pontas por minuto. Foram desenvolvidas pontas de trabalho especialmente desenhadas para o sistema Profin Diretional (Axelsson

1993). Os instrumentos PERIO-TOR® optimizam a limpeza e o aplainamento das superfícies rugosas do cemento radicular e evitam a remoção adicional do cemento radicular quando a superfície está limpa e lisa. Mengel et al. (1994) avaliaram os instrumentos PER-IO-TOR® num estudo in vitro. Afirmaram que os instrumentos PER-10-TOR" têm propriedades de aplainamento semelhantes às dos instrumentos manuais, mas causam uma remoção mínima das estruturas dentárias.

Instrumentos laser :

Os instrumentos laser têm sido utilizados em medicina dentária para a preparação de cavidades desde 1964 e para o desbridamento radicular em combinação com a cirurgia periodontal. Num estudo clínico recente realizado por Schwarz et al. (2001), o laser Er:YAG (laser dopado com érbio, ítrio, alumínio e granada) foi utilizado para a raspagem subgengival "fechada" e o alisamento radicular. O tratamento com laser foi comparado com a instrumentação convencional com curetas. Os autores concluíram que o método laser deu melhores resultados em termos de redução de bolsas em locais com bolsas profundas. No entanto, são necessários mais estudos para avaliar o instrumento laser e os resultados a longo prazo deste tipo de tratamento.

Remoção dos factores de retenção de placa :

Num estudo epidemiológico, Bjorn et al. (1969, 1970) observaram que as coroas e obturações artificiais mal ajustadas estavam associadas a uma altura reduzida do nível ósseo periodontal. Jeffcoat & Howell (1980) relataram que a perda óssea marginal era mais pronunciada em torno de dentes com restaurações de amálgama salientes do que em torno de dentes sem restaurações. Rodriguez-Ferrer *et al.* (1980) concluíram que "a presença de uma margem defeituosa subgengival saliente pode ser a única caraterística clinicamente significativa de uma restauração de amálgama relacionada com a patogénese da doença periodontal inflamatória crónica". No entanto, não é a saliência da restauração em si que causa ou mantém a doença periodontal. Waerhaug (1960) salientou que a inflamação gengival mais avançada observada em locais com restaurações mal ajustadas era o resultado de uma extensa acumulação de placa e não de irritação mecânica ou química causada pelo material de enchimento. Assim, as saliências das restaurações devem ser removidas para (1) facilitar a remoção da placa bacteriana e do cálculo, e (2) estabelecer uma anatomia da superfície dentária que facilite a limpeza dentária auto-realizada.

As margens salientes das restaurações dentárias podem ser removidas utilizando uma pedra de diamante em forma de chama montada numa peça de mão para movimentos rotatórios, ou uma pedra de diamante plana montada numa peça de mão para movimentos recíprocos horizontais (Eva-system's, Profine Diretional System). A saliência é removida e a restauração recebe uma forma correta e uma superfície lisa. As pontas triangulares ou em forma de V (Lamineer,) são apropriadamente adaptadas para utilização em espaços interproximais estreitos e podem atingir 2-3 mm subgengivalmente para a remodelação e polimento de restaurações. O ajuste de uma obturação ou coroa artificial incorretamente concebida é muitas vezes um procedimento difícil e moroso. Por vezes, é mais conveniente remover a obturação (coroa) incorrecta e inserir uma nova com um ajuste marginal adequado.

ESTUDOS LONGITUDINAIS

1. A morfologia da raiz desempenhou um papel vital na determinação da eficácia ou da remoção completa do cemento doente de forma não cirúrgica. A topografia da raiz inclui sulcos, depressões e curvas nas superfícies da raiz. O infrator mais comum é a raiz mesial do primeiro molar inferior, onde existe normalmente um sulco ao longo do eixo maior. O instrumento pode passar facilmente em ambas as margens do sulco, dando uma sensação de suavidade, mas deixando a profundidade do sulco cheia de cálculo. Outra área é o sulco que leva a uma bifurcação, como no caso do primeiro bicúspide. O primeiro pré-molar tem o sulco profundo e estreito na face mesial que leva à bifurcação. Por fim, a raiz pode apresentar uma curvatura que impossibilita a adaptação da superfície das curretas. O canto e a parte mais arredondada da raiz impedem a adaptação do instrumento, que normalmente é aplicado tangencialmente à superfície. O conhecimento da topografia da raiz permitiu ao médico dentista prestar especial atenção a esta zona, aumentando assim a possibilidade de remoção completa da os factores locais e permitiu que a recolocação ocorresse nessas áreas.
Por último, a topografia do dente afecta, em última análise, o prognóstico do dente, a escolha do plano de tratamento e a quantidade de tempo admissível entre cada intervenção do paciente.

2. Num estudo realizado, foi sugerido que, apesar de o acesso cirúrgico manual e os operadores mais experientes melhorarem significativamente a remoção do cálculo em molares com invasão de furca, a remoção total do cálculo em furca utilizando instrumentação convencional pode ser limitada. (Journal of Periodontology[1989,60(7):402-9]Scalingandrootplaningefficacy inmultirootedteeth).

3. Foi demonstrado no estudo que as bolsas com menos de 3 mm eram os locais mais fáceis para o escalonamento e o aplainamento. As bolsas com profundidade entre 3 e 5 mm eram de escala mais difícil e as bolsas com profundidade superior a 5 mm eram as mais difíceis. O tipo de dente não influenciou os resultados. (A Eficácia da Raspagem Subgengival e do Alisamento Radicular na Remoção de Cálculos: Guity M. Rabbani, Major M. Ash, e Raul G. Caffesse Journal of PeriodontologyMarch 1981,

Vol. 52, No. 3, Pages 119123).

4. Um estudo demonstrou que o acesso cirúrgico está associado a um desbridamento completo da superfície em bolsas periodontais com profundidades de sondagem moderadas a avançadas. No entanto, é de esperar que os operadores mais experientes efectuem um desbridamento mais eficaz da superfície mole. (Scaling and root planing effectiveness: the effect of root surface access and operator experience. Journal of Periodontology[1989, 60(1):67-72]).

5. O acúmulo bacteriano foi encontrado em ambos os meios de tratamento, e estava presente em algumas áreas de todas as superfícies dentárias. Num estudo, verificou-se que a composição microbiana dos locais tratados 7 dias após a destartarização e o alisamento radicular, conforme determinado por dados culturais e de campo escuro, era semelhante à dos locais periodontalmente saudáveis. As diferenças entre os dados culturais e de campo escuro tornaram-se aparentes no ponto de amostragem de 21 dias. Os dados do campo escuro mostraram que os locais consistiam em cocos com poucas espiroquetas. Os dados culturais demonstraram que a maioria dos cocos eram anaeróbios, nomeadamente Streptococcus intermedius, Veillonella parvula e Peptostreptococcus micros. Aos 60 dias, não se registou uma variação significativa em nenhum dos parâmetros em relação aos níveis de pré-tratamento. Os bastonetes anaeróbios mais prevalentes antes e 60 dias após a terapia foram Fusobacterium nucleatum, Bacteroides gingivalis e B. intermedius.(Recolonização da microflora subgengival após raspagem e alisamento radicular na periodontite humana.Journal of eriodontology1990, 61(9):579-84).

6. A evidência colectiva de numerosos ensaios clínicos revela uma consistência da resposta clínica no tratamento da periodontite crónica por SRP utilizando instrumentação manual, sónica ou ultra-sónica. Assim, a SRP continua a ser o "padrão de ouro" com o qual as modalidades terapêuticas desenvolvidas mais recentemente devem ser comparadas. (Significado clínico da terapia periodontal não cirúrgica: uma perspetiva baseada em evidências da destartarização e alisamento radicular. Journal of Clinical Periodontology Volume 29, Issue Supplement s2, 22-32, 2002).

7. Foi efectuado um estudo para avaliar a placa residual e o cálculo após a instrumentação com raspadores manuais e eléctricos e demonstrou que os raspadores sónicos e ultra-sónicos são equivalentes e, em alguns casos, superiores à raspagem manual. Quando as pastilhas de ultra-sons modificadas foram comparadas com pastilhas de ultra-sons não modificadas e curetas manuais, as pastilhas de ultra-sons modificadas produziram raízes mais suaves com a menor quantidade de danos, melhor acesso ao fundo da bolsa, melhor remoção de cálculo e placa, menos tempo do operador e menos fadiga do operador do que a destartarização manual ou os ultra-sons equipados com pastilhas não modificadas. (Scaling and root planing without overinstrumentation: hand versus power-driven scalers. Curr Opin Periodontol. 1993:78-88).

INSTRUMENTAÇÃO ÚNICA VERSUS INSTRUMENTAÇÃO REPETIDA :

Badersten e colaboradores compararam os resultados de episódios únicos versus episódios repetidos de desbridamento radicular ultrassónico e referiram que não se obtiveram mais melhorias com a instrumentação repetida. Estes dados foram registados por um clínico que gastou uma média de 4,9 horas a instrumentar a dentição uma vez contra 7,9 horas para 3 sessões de destartarização. As profundidades médias iniciais de sondagem variaram entre 5,5 e 5,9 mm e foram reduzidas em aproximadamente 2 mm. Da mesma forma, Caton et al. referiram que um único episódio de destartarização e alisamento radicular obteve resultados equivalentes a múltiplos procedimentos de alisamento radicular.Em contrapartida, outros verificaram que a instrumentação repetida continuava a melhorar o estado periodontal. Magnusson e colaboradores reduziram as profundidades médias de sondagem após um único episódio de destartarização de 7,2 mm para 6 mm em 16 semanas, e uma segunda instrumentação diminuiu as bolsas para 4,9 mm.40 Torfason et al. reduziram as profundidades médias de sondagem de 7 mm para 5,3 mm após 4 semanas, e a destartarização e alisamento radicular repetidos diminuíram as bolsas para 4,3 mm. Listgarten e colaboradores também reduziram as profundidades de sondagem de 7 mm para 5,3 mm após 2 a 4 visitas de destartarização. Vários meses mais tarde, a destartarização adicional diminuiu as bolsas para 4,8 mm.16Pode concluir-se que a eficácia de um único curso de destartarização e alisamento radicular será afetada pela competência do clínico, pelo tempo atribuído aos procedimentos, pelo estado inflamatório dos tecidos, pela anatomia das raízes, etc. Em geral, após uma única instrumentação, as áreas tratadas precisam de ser reavaliadas para tratamento posterior.

ALTERAÇÕES DOS TECIDOS MOLES IMEDIATAMENTE APÓS A TERAPIA

Eccheverria e colaboradores demonstraram que, imediatamente após a destartarização e o alisamento radicular, as profundidades médias de sondagem aumentaram de 2,5 para 2,8 mm e a perda de inserção clínica aumentou de 0,78 para 0,97 mm. Após 4 semanas, o nível de inserção regressou aos valores de base. Da mesma forma, Claffey e colaboradores relataram que 0,5 a 0,6 mm de perda de inserção clínica ocorreu subitamente após o alisamento radicular, independentemente das profundidades iniciais de sondagem.

O aumento da profundidade de sondagem e da perda de inserção imediatamente após a terapia deveu-se provavelmente ao excesso de instrumentação. A destartarização e o alisamento radicular podem ter-se estendido a uma zona de fibras periodontais total ou parcialmente destruídas. Neste contexto, é possível que a instrumentação numa área previamente tratada possa perturbar um epitélio juncional longo, resultando num aumento substancial da profundidade de sondagem registada ou na perda de ligação clínica. Por conseguinte, a avaliação das alterações nas profundidades de sondagem e nos níveis de inserção clínica deve ser efectuada 3 a 4 semanas após a destartarização e o alisamento radicular

FIXAÇÃO HISTOLÓGICA APÓS DESTARTARIZAÇÃO E ALISAMENTO RADICULAR

A instrumentação manual converteu bolsas com epitélio ulcerado e tecido conjuntivo infiltrado em sulcos saudáveis.22,88,89 A formação de uma nova junção dento-epitelial parece estar concluída em 2 semanas.22 Estudos histológicos realizados em macacos demonstraram que o alisamento radicular resultou na formação de um epitélio juncional longo (LJE) em vez de uma nova ligação de tecido conjuntivo.88,89

Várias investigações abordaram a capacidade de uma LJE resistir à inflamação induzida pela placa bacteriana. Os dentes de macaco e de cão foram tratados cirurgicamente para criar epitélios juncionais longos e submetidos a um controlo de ausência de placa bacteriana durante 20 dias91a 6 meses. Os dentes monitorizados demonstraram que a extensão apical e a quantidade de tecido conjuntivo infiltrado não estavam relacionadas com o comprimento do epitélio juncional. Além disso, os dentes com uma LJE não eram mais propensos do que outras áreas a desenvolver a formação de novas bolsas.90-92 Aukhil e colaboradores concluíram que o tipo de ligação (tecido conjuntivo vs. LJE) presente era irrelevante e que o controlo da placa era o elemento crítico que promovia a saúde.92 Esta conclusão está de acordo com os ensaios clínicos a longo prazo que verificaram a eficácia da terapia mecânica não cirúrgica.1-10 No entanto, estes resultados não estão de acordo com os ensaios clínicos em humanos, onde o controlo inadequado da placa após a terapia periodontal resultou numa rápida perda de ligação.

É interessante notar que, após os procedimentos cirúrgicos, também se desenvolveu normalmente um epitélio juncional longo. Por conseguinte, o tipo de ligação que resultava de procedimentos não cirúrgicos e cirúrgicos era equivalente. Embora a substituição progressiva do epitélio juncional por tecido conjuntivo tenha sido registada após cirurgia experimental em ratos, a implicação clínica deste achado é desconhecida e não foi verificada noutros modelos animais ou em seres humanos.

TEMPO PARA A CICATRIZAÇÃO E MATURAÇÃO DO PERIODONTO

Após a destartarização e alisamento radicular, Proye e colaboradores relataram um ganho de inserção clínica após 3 semanas e não houve mais nenhum ganho durante os 3 meses seguintes. Morrison et al. demonstraram que a cicatrização demorou pelo menos 4 semanas. Em contraste, Cercek e colaboradores observaram que as melhorias clínicas continuaram durante 8 meses, no entanto, a maior parte da cicatrização ocorreu durante o primeiro mês.14 Badersten e colaboradores também verificaram que ocorreu uma diminuição gradual da profundidade de sondagem durante 4 a 5 meses em bolsas de 4 a 7 mm e que a cicatrização continuou durante 5 a 9 meses quando as bolsas variavam entre 7 e 12 mm.11Da mesma forma, Kaldahl e colaboradores demonstraram que o processo de reparação se prolongou por 1 ano.3 Parece que as maiores alterações no que diz respeito à redução da profundidade de sondagem e ao ganho de ligação clínica podem ser registadas após 4 a 6 semanas9 , mas a reparação gradual e a maturação do periodonto podem ocorrer ao longo de 9 a 12 meses.

AVALIAÇÃO DO EFEITO DA TERAPIA INICIAL RELACIONADA COM A CAUSA

O resultado da terapia relacionada com a causa deve ser corretamente determinado. O exame clínico após este tratamento deve incluir dados que descrevam (1) a resolução da gengivite, (2) a redução da profundidade da bolsa à sondagem e, se possível, alterações nos níveis de fixação à sondagem, (3) a redução da mobilidade dentária e (4) a melhoria do controlo de placa auto-realizado.

Os resultados da reavaliação clínica constituirão a base para a seleção das medidas a incluir na fase de tratamento adicional.

REFRÊNCIAS

1. Ali, R. W., Lie, T. & Skaug, N. (1992) Early effects of periodontal therapy on the detection frequency of four putative periodontal pathogens in adults. Jornal de Periodontologia 63, 540-547
2. Anderson, G. B., Palmer, J. A., Bye, F. L., Smith, B. A. & Caffesse, R. G. (1996) Effectiveness of subgingival scaling and root planing: Um único episódio de instrumentação versus múltiplos episódios de instrumentação. Jornal de Periodontologia 67, 367-373
3. Badersten, A., Nilve'us, R. & Egelberg, J. (1981) Effect of nonsurgical periodontal therapy. I. Periodontite moderadamente avançada. Jornal de Periodontologia Clínica 8, 57-72.
4. Badersten, A., Nilve'us, R. & Egelberg, J. (1984a) Effect of nonsurgical periodontal therapy. II. Periodontite severamente avançada.Journal of Clinical Periodontology 11, 63-76.
5. Dragoo, M. R. (1992) Uma avaliação clínica de instrumentos manuais e ultra-sónicos no desbridamento subgengival. 1. Com inserções ultra-sónicas não modificadas e modificadas. Jornal Internacional de Periodontia e Dentisteria Restauradora 12, 310-323.
6. Westfelt E, Nyman S, Socransky SS, Lindhe J. Significância da frequência da limpeza profissional dos dentes para a cicatrização após cirurgia periodontal. J Clin Periodontol 1983: 10: 148-156
7. Hellstro "m M-K, Ramberg P, Krok L, et al. O efeito do controlo da placa supragengival na microflora subgengival na periodontite humana. J Clin Periodontol 1996;23:934-40.
8. Haffajee AD, Smith C, Torresyap G, et al. Eficácia das escovas de dentes manuais e eléctricas (II). Efeito nos parâmetros microbiológicos. J Clin Periodontol 2001;28: 947-54.
9. Walmsley AD, Lea SC, Landini G, Moses AJ. Avanços em instrumentação de bolsa/raiz acionada por energia. J Clin Periodontol 2008: 35: 22-28.

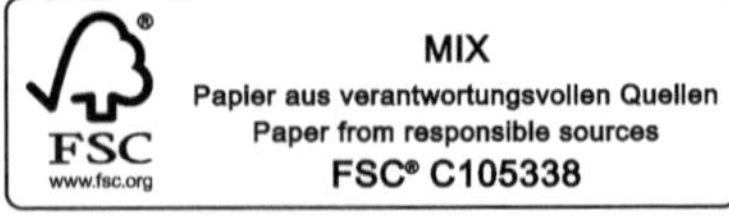

Printed by Books on Demand GmbH, Norderstedt / Germany